Karl-Heinrich-Bauer-Gedächtnispreis
1986

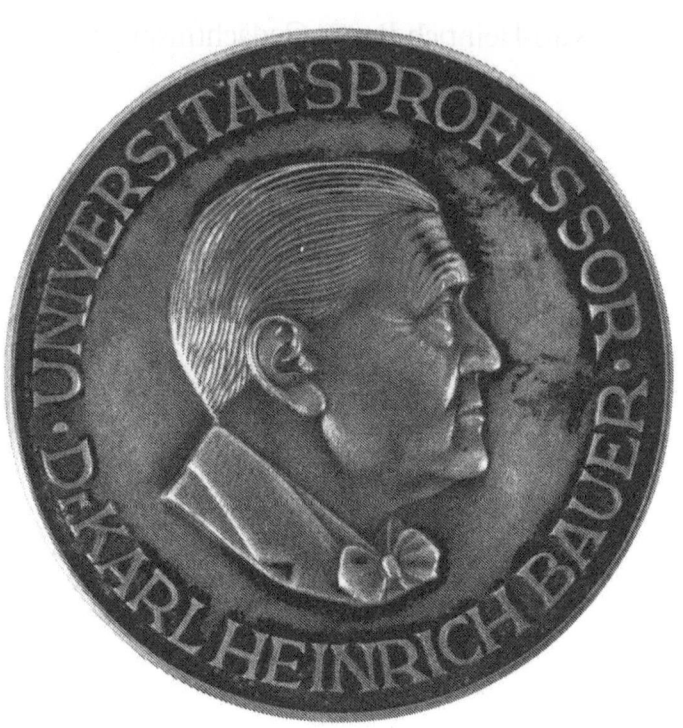

Verleihung des
KARL-HEINRICH-BAUER GEDÄCHTNISPREISES

Ansprachen, gehalten am 18. November 1986

Springer-Verlag Berlin Heidelberg GmbH

Der von Prof. K. H. Bauer gegründete „Verein zur Förderung der Krebsforschung in Deutschland e. V." hat aus Anlaß des Jubiläums des 600jährigen Bestehens der Universität Heidelberg *erstmals* den K.-H.-Bauer-Gedächtnispreis an zwei junge Krebsforscher verliehen. Im Rahmen eines akademischen Aktes in der Alten Aula am 18. November 1986 leitete Magnifizenz Prof. Dr. Dr. h. c. mult. G. Frhr. zu Putlitz die festliche Verleihung ein; der erste Vorsitzende des Vereins, Prof. Dr. B. Timm, erläuterte die Entstehungsgeschichte und die Aufgaben des Vereins und gab die Namen der Preisträger bekannt. Prof. Dr. Dr. h. c. mult. Wilhelm Doerr, früherer Direktor des Pathologischen Institutes der Universität Heidelberg, trug die Laudationes vor. In diesen wurden die Leistungen der Ausgezeichneten eingehend gewürdigt. Die durch Vergabe jeweils des halben Preises bedachten Forscher, Dr. Martin Körbling und Privat-Dozent Dr. Peter Möller, sprachen ein kurzes Dankeswort. Die musikalische Umrahmung erfolgte durch Dr. Peter Schmidlin, Deutsches Krebsforschungszentrum.

Berichterstatter: Prof. Dr. Dr. h.c. mult. Wilhelm Doerr

ISBN 978-3-662-39065-8   ISBN 978-3-662-40044-9 (eBook)
DOI 10.1007/978-3-662-40044-9

© Springer-Verlag Berlin Heidelberg 1987
Ursprünglich erschienen bei Springer-Verlag Berlin Heidelberg 1987
Gesamtherstellung: Brühlsche Universitätsdruckerei, Gießen

Ansprache des Rektors

GISBERT FREIHERR ZU PUTLITZ

Im Namen der Ruprecht-Karls-Universität Heidelberg und persönlich begrüße ich Sie sehr herzlich zu dieser Feierstunde anläßlich der Verleihung des Karl-Heinrich-Bauer-Gedächtnispreises. Ein ganz besonderer Gruß und Dank geht an den Vorstand, die Mitglieder und die Spender des „Vereins zur Förderung der Krebsforschung in Deutschland e.V." Heidelberg, der diesen Preis im Jubiläumsjahr der Universität gestiftet hat. Mit seinem Engagement für den Kampf gegen den Krebs hat der Verein seit seiner Gründung im Jahre 1958 ganz erheblich die Fortschritte in der Krebsforschung, und das nicht nur in Heidelberg, mitgetragen.

In diesem Jahr allein hat der Verein 1,5 Millionen DM für das neue Institut für angewandte Tumorvirologie und Krebsprävention, 1,2 Millionen DM für eine neue Arbeitsgruppe zur Aufklärung krebsbedingter Vorgänge in der Zelle sowie 1,4 Millionen DM für die Förderung von Nachwuchswissenschaftlern zur Verfügung gestellt. Darüber hinaus wurden für die klinische Forschung rund eine halbe Million DM ausgegeben. Der Karl-Heinrich-Bauer-Gedächtnispreis, mit dem heute die Arbeiten von Heidelberger Nachwuchswissenschaftlern auf dem Gebiet der Krebsforschung ausgezeichnet werden, ist somit ein weiteres Glied in der langen Kette beständiger Bemühungen um die Förderung der Kanzerologie.

Mit diesem Preis wird das Andenken an einen Mann geehrt, dessen tatkräftiger Einsatz für die Erneuerung der Heidelberger Universität nach 1945 und für die Krebsforschung in Deutschland beispielhaft war.

Als erster gewählter Rektor nach dem 2. Weltkrieg und nach der Wiederherstellung der Autonomie der Universität hat der Chirurg Karl Heinrich Bauer unter schwierigsten Umständen die Geschicke dieser Hochschule geleitet, und es ist *ihm* hauptsächlich zu verdanken, daß die Heidelberger Universität als eine der ersten in Deutschland bereits am 7. Januar 1946 wiedereröffnet wurde. Sein Name steht zudem für eine *zweite Epoche* in der *Geschichte der deutschen Krebsforschung*, welche kurz nach der Jahrhundertwende mit der Gründung des Instituts für Experimentelle Krebsforschung durch Vinzenz Czerny ihren Anfang genommen hatte. Bauer hatte sich schon vor dem 2. Weltkrieg einen Namen als Krebsforscher gemacht und trat 1943 die Nachfolge von Martin Kirschner auf dem Heidelberger Lehrstuhl für Chirurgie an. Nach dem Ende des 2. Weltkriegs betrieb er die Wiedereröffnung des von Czerny gegründeten Instituts, das von den Nationalsozialisten aus politischen Gründen geschlossen worden war, und widmete sich schließlich der Gründung des Deutschen Krebsforschungszentrums, die sein Lebenswerk krönen sollte.

Bauer hatte die Chance erkannt, die sich aus der Tradition und dem wissenschaftlichen Umfeld der Heidelberger Universität auf dem Gebiet der Krebsforschung ergab. Seine Idee der breit angelegten, interdisziplinären Zusammenarbeit nach dem Prinzip der „Krebsforschung unter einem Dach" wurde Wirklichkeit im Deutschen Krebsforschungszentrum in Heidelberg, dessen Entstehungsgeschichte, wie Herr Professor Timm im Anschluß ausführen wird, untrennbar mit dem „Verein zur Förderung der Krebsforschung in Deutschland" und mit seinem Gründungsvorsitzenden Karl Heinrich Bauer verbunden ist.

Mit der Verleihung dieses Preises bleibt die Erinnerung an diesen *großen Arzt*, akademischen Lehrer und untadeligen Gelehrten unserer Universität wach, und wir freuen uns, daß der Verein das 600jährige Jubiläum der Universität zum Anlaß genommen hat, mit diesem Preis die Arbeiten junger Krebsforscher auszuzeichnen.

Ich bin sicher, daß ein Preis wie dieser auch langfristig Anreize und Impulse für die Arbeit von Nachwuchswissenschaftlern auf dem Gebiet der Krebsbekämpfung schaffen kann und wünsche dem Verein für die Zukunft, daß seine Arbeit auch weiterhin so segens- und erfolgreich sein wird wie in den letzten 28 Jahren seines Bestehens.

Ansprache des Vorsitzenden des Vereins zur Förderung der Krebsforschung in Deutschland

BERNHARD TIMM

Magnifizenz, meine Damen und Herren!

Ich begrüße Sie herzlich und danke Ihnen dafür, daß Sie in so großer Zahl unserer Einladung zu dieser Feierstunde gefolgt sind. Dank sage ich auch der Universität, die uns diesen ehrwürdigen Raum zur Verfügung gestellt und uns so großzügig bei der Vorbereitung unterstützt hat. Ganz besonders dankbar sind wir Vereinsmitglieder Eurer Magnifizenz für die persönliche Anwesenheit und die Worte des Gedenkens an den großen Hochschullehrer Karl Heinrich Bauer, dessen Name und Wirken mit unserer Ruperto-Carola für alle Zeiten unauslöschbar verbunden bleiben wird.

Gruß und Dank gilt vorweg auch Herrn Dr. Peter Schmidlin, der sich freundlicherweise bereitgefunden hat, den Festakt musikalisch zu umrahmen. Er hat uns ja im Rahmen festlicher Sitzungen im Deutschen Krebsforschungszentrum wiederholt Beispiele seines Könnens gegeben und vereinigt in seiner Person die Eigenschaften eines Forschers von hohem Rang mit denen eines vollendeten Pianisten.

Im Kreise der Teilnehmer fehlt leider eine Reihe von Repräsentanten der Forschung, die wegen eigener Vortragsverpflichtungen an einem auswärtigen internationalen Kongreß nicht kommen konnten. Ihre guten Wünsche für den Ablauf dieser Veranstaltung und für das weitere fruchtbare Wirken des Vereins habe ich dankbar zur Kenntnis genommen.

Karl Heinrich Bauer hatte sich schon lange Zeit vor dem 2. Weltkrieg mit der Theorie der Krebsentstehung beschäftigt und nach reichen Erfahrungen während und nach dem Kriege bereits 1946, noch während seines Rektorats, Überlegungen angestellt, wie die Krebsforschung in Deutschland neu gestaltet und dem inzwischen im Ausland erreichten wissenschaftlichen Stand angepaßt werden könnte.

Er erkannte, daß hierfür eine Forschungseinrichtung geschaffen werden müsse, in welcher verschiedene Gebiete fachübergreifend zusammenarbeiten. Darüber führte er zahlreiche Gespräche mit Hochschullehrern, wissenschaftlichen Institutionen und Behörden und profilierte sich als Vorkämpfer für ein großes interdisziplinäres Unternehmen.

Sein Appell hatte wegen der desolaten Lage unseres Staates keine unmittelbaren konkreten Folgen, aber er führte zu lebhafter Beschäftigung der Wissenschaftler mit der Frage, *wie* die Krebsforschung in Deutschland in der Zukunft gestaltet werden sollte und welche Institutionen dafür als Träger in Frage kommen könnten. Es vergingen jedoch noch fast 10 Jahre, bis die Organisation der Forschung in Deutschland wieder so weit konsolidiert war, daß die vielfältigen individuellen Meinungen der Gelehrten wenigstens in großen Zügen zu geeigneten Vorschlägen verdichtet werden konnten. Besonderes Gewicht hatten dabei die *Deutsche Forschungsgemeinschaft* (DFG) und die *Max-Planck-Gesellschaft* mit ihren gut funktionierenden Organen. Von 1956 ab befaßten sich zahlreiche Behörden und Kommissionen mit dem Thema und bemühten sich um einen Ausgleich zwischen den oft nicht ohne Leidenschaft vorgetragenen kontroversen Auffassungen. So kam die Max-Planck-Gesellschaft nach langen Beratungen zu dem Entschluß, in ihrem Rahmen kein zentrales Krebsforschungsinstitut einzurichten. Sie machte damit den Weg frei für eine universitäre oder universitätsnahe Lösung. Im Herbst 1957 sprach sich die DFG dafür aus, ein *Krebsforschungszentrum in Heidelberg* zu errichten, und ermächtigte Karl Heinrich Bauer zu entsprechenden Verhandlungen mit der Stadt wegen des Erwerbs eines geeigneten Geländes.

Universität und Stadtverwaltung waren damit aufgerufen, anderen Wettbewerbern um eine räumliche Ansiedelung durch schnelles Handeln zuvorzukommen. Die Universität bestellte eine *Senatskommission* mit den Herren Haxel, Niederländer, Runge, Hans Schneider und Karl Heinrich Bauer. In Zusammenarbeit mit der Stadt widmete diese sich im besonderen der Einbindung des in Aussicht genommenen Krebsforschungszentrums in die Gesamtplanung für das Neuenheimer Feld.

Die Befugnisse der DFG waren inzwischen auf den *Wissenschaftsrat* übertragen worden. Das erwies sich als förderlich für die Verhandlungen mit der *Landesregierung* in Stuttgart. Denn jetzt ging es ja um einen Regierungsbeschluß, um damit die Finanzierung der Investitionen und die Personalausstattung langfristig zu sichern. Auch die Verbindung zur *Bundesregierung* und die Abgrenzung zwischen dem Bund und dem Land waren in den Verhandlungen Neuland und erforderten trotz guten Willens aller Beteiligten viel Zeit. Allein die Beachtung haushaltsrechtlicher Vorschriften führte immer wieder zu Verzögerungen. Für den unruhigen Geist von Karl Heinrich Bauer war dieser Zustand unbefriedigend und spornte ihn und seine Freunde zu scharfem Nachdenken an.

Die Antwort fand Hans Schneider am 30.01.1958. Er schlug vor, einen „Verein zur Errichtung eines Krebsforschungszentrums *an* der Universität Heidelberg" zu gründen, um private Geldspenden zu beschaffen und damit unkonventionell überall dort helfend einspringen zu können, wo plötzlich auftretende forscherische oder finanzielle Bedürfnisse ohne Zeitverlust und ohne Bürokratie befriedigt werden mußten.

Gründungsmitglieder waren der Rektor Siegfried Reicke, die schon genannten Mitglieder der Senatskommission und der Pathologe Edmund Randerath. Als Vorstand fungierten Karl Heinrich Bauer, Hans Schneider und Dr. Kapferer von der Deutschen Bank als Schatzmeister. Dieses Vorgehen der Universität fand die Zustimmung der Landesregierung in Stuttgart *und* auch des Rechnungshofes. Als erste Amtshandlung erteilte der Verein dem Architekten Professor Heinle in

Stuttgart einen Planungsauftrag. Um den sich abzeichnenden Finanzbedarf für den Baubeginn zu decken, entfaltete Karl Heinrich Bauer in den Jahren 1958 bis 1965 eine intensive *Werbetätigkeit* in Verbindung mit Vorträgen bei Industrie, Banken und Versicherungen, Handel und Genossenschaften sowie bei vielen Verbänden und privaten Mäzenen. Es war ihm keine Mühe zu viel und kein Weg zu weit; auch die kleinste Spende war willkommen. So gelang es ihm u. a., die Justizbehörden zu bewegen, Geldbußenzahlungen an den Verein anzuordnen: So mancher Verkehrssünder darf beim Anblick des DKFZ-Gebäudekomplexes Genugtuung darüber empfinden, daß er – wenn damals auch unfreiwillig – ein Scherflein zur Verwirklichung der forschungs- und gesundheitspolitisch so wichtigen Idee „Deutsches Krebsforschungszentrum" beigetragen hat.

Allen Spendern – wie groß oder klein ihr Beitrag zum Gelingen auch immer gewesen sein mag – sind wir, die bemüht sind, das „Bauersche Erbe zu wahren und fortzuführen", zu großem Dank verpflichtet.

Zwei *Beispiele* aus der Anfangszeit verdienen besondere Erwähnung: Der Wellenbrecher für den ersten Spendenbetrag in Höhe von DM 50000,— war Prof. Kurt Lotz, damals BBC Mannheim. Und Prof. Carl Wurster konnte im Zusammenwirken mit der Volkswagenstiftung eine zweckgebundene Zuwendung beschaffen für das geplante Institut für Dokumentation und Statistik, als dessen Leiter Prof. G. Wagner aus Kiel gewonnen werden konnte. Diese Zuwendung in Höhe von 2,3 Millionen DM wurde später als Schenkung des Vereins dem DKFZ übertragen.

Ende 1962 vergab der Verein die Aufträge für die *erste Baustufe*. Prof. Heinle empfahl den Bau von 5 Pavillons an der Berliner Straße in Fertigbauweise. Ein Teil war schon nach wenigen Monaten bezugsreif. Die förmliche Einweihung des ganzen Komplexes erfolgte im Oktober 1964 in Gegenwart hoher Vertreter des Bundes und des Landes, der Behörden und der Wissenschaft. Das Betriebskonzept umfaßte 8 Teilinstitute, die unter der Leitung von Karl Heinrich Bauer, und zwar in der Funktion des Vorsitzenden des Direktoriums und Mitglied des Verwaltungsrats zusammengefaßt wurde.

Mit der Arbeitsaufnahme dieser Institute bedurfte nun auch das Zusammenwirken des Zentrums mit der Universität einer Abklärung im Detail. Als *Senatsbeauftragter* für diese Funktion wurde Prof. Wilhelm Doerr berufen. Ihm oblagen so schwierige Aufgaben wie der Ausgleich der Interessen der einzelnen Lehrstühle und Fakultäten bei der Zusammenarbeit mit dem Zentrum. Gegen starken Widerstand setzte er die Eingliederung der Professoren des Zentrums als Ordinarien in die jeweiligen Fakultäten unter Zubilligung des Rechts auf Promotion und Habilitation durch. Karl Heinrich Bauer hat immer wieder betont, wie segensreich sich die Arbeit von Wilhelm Doerr für beide Seiten ausgewirkt hat. Sie bestand ihre Bewährungsprobe bei den nun fälligen Verhandlungen für die Projektierung der *Bauendstufe*.

In technischer Hinsicht gab es kaum Probleme; die Planung schloß sich nahtlos an das mit der Baustufe 1 verwirklichte Konzept an. Aber die Frage des Trägers des Vorhabens erforderte weitreichende behördliche und zum Teil auch schwierige politische Entscheidungen. Die gesetzliche Grundlage für das weitere Vorgehen bot ein *Beschluß der Landesregierung* vom 26. Januar 1964 über die Errichtung einer *Stiftung öffentlichen Rechtes, Deutsches Krebsforschungszentrum* mit den Organen Direktorium, Verwaltungsrat und Kuratorium, in die auch Mitglieder des Vereins berufen wurden.

Nach mehrjähriger Vorbereitung und Planung wurde 1968 mit dem Bau begonnen, 4 Jahre später konnte im Herbst 1972 die Bauendstufe in Betrieb genommen werden.

Die Universität und die Stadt waren bereichert um eine Großforschungseinrichtung in einer hier und bisher nicht vorhandenen Dimension. Das vom Architekten übergebene Objekt umfaßte ein *Bauvolumen* von der doppelten Größe des Heidelberger Schlosses. Als Deutsches Krebsforschungszentrum in Heidelberg gehörte es schon nach wenigen Jahren zu den angesehensten Forschungstätten auf diesem Fachgebiet in der ganzen Welt. Die weitere Entwicklung des Zentrums ist nicht Gegenstand meines Berichtes.

Ich wende mich wieder dem *Verein* zu. Die enge Zusammenarbeit und die tätige Mitwirkung am Gelingen des Projekts erschöpfte sich nicht nur in der aufgezeigten Mittelbeschaffung; sie zeigte sich nicht zuletzt auch darin, daß Vereinsmitglieder langjährig in den Organen der Stiftung (so als Mitglied des Kuratoriums, Vorsitzende des Verwaltungsrats) in der Zeit bis 1976 ihren Sachverstand eingebracht und uneigennützig Zeit und Arbeitskraft zur Verfügung gestellt hatten. Es läßt sich insoweit abschließend und ohne Vermessenheit sagen, daß der „Verein" aus der Entstehungsgeschichte des Deutschen Krebsforschungszentrums nicht wegzudenken ist: Ohne seine Initiativen, Mittelbereitstellungen und ohne die Dynamik seines Gründungsvorsitzenden hätte sich die Errichtung nicht verwirklichen lassen bzw. - bescheidener ausgedrückt - mindestens um viele Jahre hinausgezögert!

Der Verein hatte seine bis dahin *größte Aufgabe* erfolgreich gelöst und alle Zuständigkeiten auf die neue Leitung des DKFZ übertragen. Aber sein Auftrag zur Förderung der Krebsforschung in Deutschland bestand weiter; es gab noch viel zu tun. Ein Ergänzungsvorhaben für das DKFZ verdient besondere Erwähnung. Es ging um die Ausrüstung der Baustufe 1 mit einem *Forschungsreaktor* für das Institut für Nuklearmedizin. Für die fachlichen Entscheidungen der deutschen Atomkommission war der kürzlich zum Ehrensenator unserer Universität ernannte Prof. Hans Maier-Leibnitz zuständig. Daß der Verein bei der Finanzierung eine maßgebliche Rolle spielte, versteht sich nach meinen bisherigen Ausführungen wohl von selbst.

Die nebeneinander ablaufende Beschäftigung mit der Baustufe 1 und der Bauendstufe, für die er vom Kuratorium und den Zuwendungsgebern als verantwortlicher „Stiftungsbevollmächtigter" bestellt war, bedeutete für Karl Heinrich Bauer eine ungeheuere, ja man muß wohl sagen unzumutbare Belastung. Deshalb entschloß er sich 1966 den Vorsitz im Verein abzugeben, um sich als stellvertretender Vorsitzender vornehmlich in der Rolle des fachkundigen Beraters zu betätigen. Schatzmeister wurde Dr. Fritz Lamb von der Deutschen Bank. Seine Aufgabe ist neben der Vermögensverwaltung auch die Einwerbung weiterer Finanzmittel. Bei der Mehrung des Vermögens durch eine kluge Anlagepolitik waren ihm große Erfolge beschieden, die ich dankbar hervorheben möchte. Damit ist gewährleistet, daß der Verein im Sinne der Gründer auch in der Zukunft erfolgreich wirken kann. Die Geschäftsführung wird im Vorstand von Herrn Rechtsanwalt Dr. Grieser wahrgenommen. Er hat schon vorher seine reichen rechtlichen und praktischen Erfahrungen im Behördenverkehr für die frühen Projektstudien zur Verfügung gestellt. Auch ihm möchte ich heute für seine langjährige Unterstützung herzlich danken. Nach dem Tode von Karl Heinrich Bauer am 7. Juli 1978 übernahm sein Schüler Prof. Linder die Funktion des stellvertretenden Vorsitzenden und unterstützt mich seitdem mit Rat und Tat.

Mit der Vollendung der Baustufe 1 – der Erreichung des erstgesteckten Zieles – hat der Verein seinen jetzigen Namen angenommen und seine Satzung geändert; dies auf der Grundlage des Anliegens, auch über das DKFZ und die Region hinaus forscherische Aktivitäten anzuregen und zu unterstützen, insbesondere auch die klinische Forschung und deren Zusammenarbeit mit der Grundlagenforschung zu ermöglichen und zu fördern; § 3 der Satzung lautet seitdem: „Zweck und Aufgabe des Vereins ist Förderung der Krebsforschung in Deutschland, insbesondere des Deutschen Krebsforschungszentrums in Heidelberg".

Der Verein betreibt keine gezielte Öffentlichkeitsarbeit; er wirkt sozusagen in der Stille. Die ihm zur Verfügung stehenden Mittelzuflüsse stammen aus Spenden, um die sich Vorstand, Mitglieder und Freunde des Vereins in persönlichen Gesprächen und Kontakten bemühen. Nicht unerwähnt mag in diesem Zusammenhang bleiben, daß auch Testatoren, deren wir dankbar gedenken, in letztwilligen Verfügungen (Erbeinsetzungen und Vermächtnissen) in der Vergangenheit den Verein großzügig und wohlwollend bedacht haben.

Die Zielsetzung und der Arbeitsstil des Vereins haben sich seit mehr als 25 Jahren bewährt. Wir wollen dieses Prinzip der Förderung durch anpassungsfähige Initialfinanzierung auch in der Zukunft beibehalten. Wer heute einen Spaziergang im Neuenheimer Feld macht, kann eine Baustelle mit sogenannten Laborcontainern sehen, die genau wie seinerzeit die Heinle-Pavillons, die Vorstufe für ein neues Institut, diesmal für *Virologie*, als einer Erweiterung des DKFZ darstellen.

Ich habe mir natürlich auch Gedanken darüber gemacht, ob und wie man diesen Bericht mit einigen *Zahlenangaben* nach Art einer *Bilanz* abschließen kann: Die Eigenleistungen des Vereins seit seiner Gründung einschließlich fest eingegangener Verpflichtungen für schwebende Vorhaben belaufen sich derzeit auf rund 10 Millionen DM. Die damit in Gang gesetzten und später aus anderen Quellen zu Ende finanzierten Sachanlagen dürften zwischen 120 und 150 Millionen DM liegen! Die neuere Betriebswirtschaftslehre hat für diesen Vorgang den Begriff *Hebelwirkung* geprägt. Der Verein will auch in der Zukunft ein wirksamer Hebel sein.

Das 600jährige Jubiläum der Universität Heidelberg war dem Verein Anlaß, mit diesem Bericht *zum ersten Mal* vor die Öffentlichkeit zu treten und zugleich zu bekunden, daß uns die *Förderung des akademischen Nachwuchses* ebenso am Herzen liegt wie die Investitionsförderung. Der Vorstand hat daher einen Betrag von 50 000,— als Karl-Heinrich-Bauer-Preis ausgesetzt, der gemäß der Ausschreibung ganz oder in mehreren Teilen verliehen werden soll an jüngere Forscher, welche eine hervorragende wissenschaftliche Leistung auf dem Gebiet der Krebsforschung vorweisen können. Der *Jury* gehörten neben dem Vereinsvorsitzenden an die Herren Prof. Linder, Prof. Doerr, Prof. Schettler und Prof. Boenninghaus. Wir haben mit Befriedigung festgestellt, daß trotz kurzer Fristsetzung 13 *sehr wertvolle Arbeiten* eingereicht wurden. Das Vergabegremium hat beschlossen, daß *zwei* dieser Arbeiten jeweils mit einem Betrag von 25 000,— dotiert und mit dem Karl-Heinrich-Bauer-Preis ausgezeichnet werden.

Ich freue mich, die Namen der Preisträger bekanntgeben zu können:

1. Dr. Martin J. Körbling,
   Medizinische Universitäts-Poliklinik Heidelberg;
2. Privat-Dozent Dr. Peter Möller,
   Pathologisches Institut der Universität Heidelberg.

Mit diesem Bericht verbinde ich – auch im Namen meiner Vorstandskollegen und des Vergabegremiums – an die Adresse *aller* Bewerber meinen Dank für ihr durch ihre Arbeiten ausgewiesenes wissenschaftliches Engagement; sie dürfen – diese Anmerkung wolle bitte nicht als obligate Floskel verstanden werden – versichert sein, daß sich die Juroren die Entscheidung nicht leicht gemacht haben.

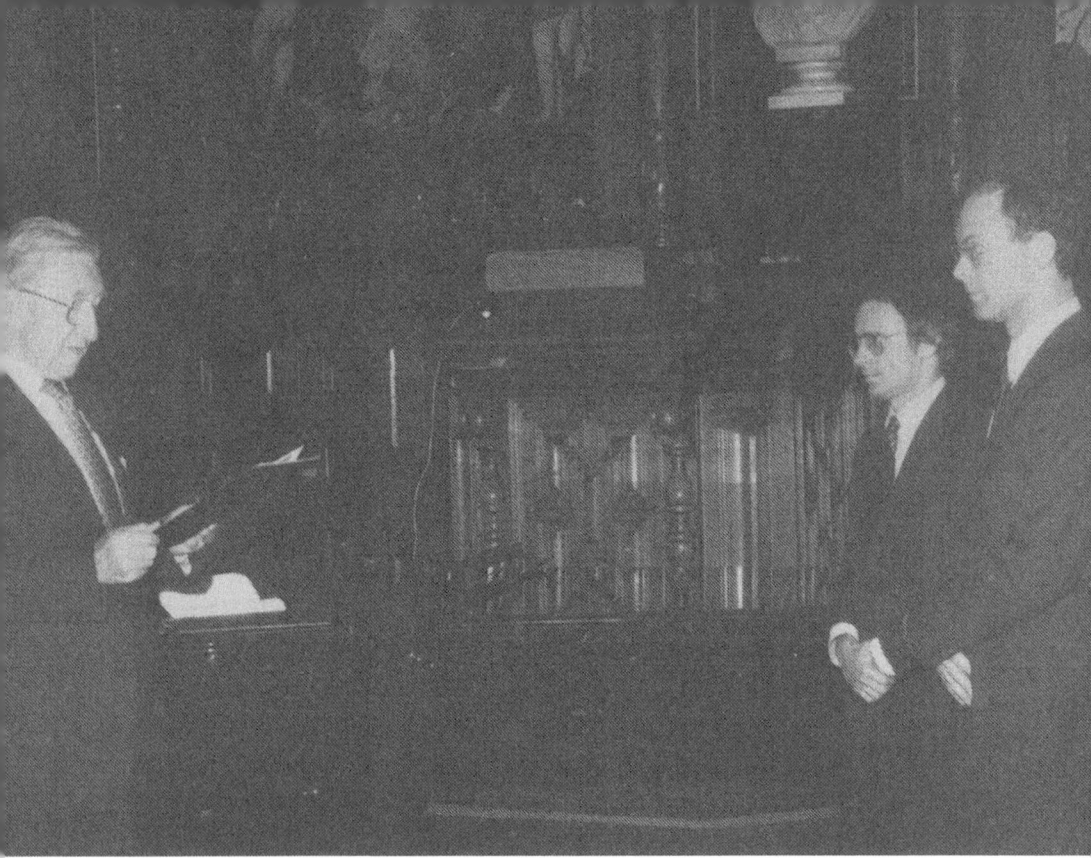

Bild 1. Der Präsident B. Timm vis-à-vis von den beiden Kandidaten (Körbling, Möller). Das Bild gibt den Augenblick der Verlesung der Urkunden wieder.

Laudationes auf die Träger des Karl-Heinrich-Bauer-Preises

WILHELM DOERR

Hochansehnliche Versammlung!

„Ein Leben voll Arbeit ist keine Plage, sondern eine Wohltat", dies war das Thema des Abituraufsatzes von Rudolf Virchow, 1839 im Gymnasium zu Köslin. Es ist, als ob Karl Heinrich Bauer nach der gleichen Devise angetreten wäre, denn wohl hundertmal hatte er mir im Fortgang unserer nie abgerissenen Gespräche das Goethe-Wort ans Herz gelegt: Tätig zu sein, ist des Menschen erste Bestimmung!

Haben wir uns seit 25 Jahren daran gewöhnt, in Gestalt und Organisation des DKFZ den substantiierten Geist des Erbes von Bauer zu sehen, so offenbart sich uns heute eine gleichsam neue Dimension der Bauerschen Vorsorge und Fürsorge. Jüngere geistige Arbeiter auf dem Felde der Krebsforschung und -bekämpfung sollen durch öffentliche Anerkennung gefördert werden!

Als sich das Leben unseres verehrten Karl Heinrich Bauer dem natürlichen Ende zuneigte, bat mich der Präsident der Deutschen Akademie der Naturforscher *Leopoldina* zu Halle, daß ich ihm in meiner Eigenschaft als „Adjunkt für Baden" – die *Leopoldina* hat den historischen Brauch einer Gliederung nach den sogenannten Stammlanden behalten – einen Bericht zur Lage erstatten möchte. Ich verglich den Entschlafenen mit *Jason*, dem Anführer der *Argonauten*, der das Schiff *Argo* durch alle Untiefen und Fährnisse in wissenschaftliches Neuland und in den sicheren Hafen – *sein* Centrum contra cancrum in die Fürsorge des Bundes- *und* der Landesregierung – gebracht hatte.

Damit komme ich zu meinem eigentlichen Thema.

Herr Dr. Martin Körbling, wissenschaftlicher Mitarbeiter von Professor Werner Hunstein, in der dritten Generation Arzt seiner, einer pfälzischen Familie, wurde 1946 in Speyer geboren und kam nach Studium und Promotion in Heidelberg (Doktorarbeit bei unserem leider verstorbenen Pharmakologen Professor Franz Gross) in die Medizinische Klinik zu Professor Schettler und hatte auf der Krankenstation, die durch meinen früheren Mitarbeiter Professor Horst Fritsch, jetzt in Weinheim, geleitet wurde, ein *Schlüsselerlebnis*: Ein junger Mann litt und starb an den Folgen einer akuten Leukämie. Der Körper des Sterbenden war von hunderten kleinster Blutaustritte – sogenannten Petecchien – übersät. Die therapeutische Hilflosigkeit hatte den damals 28jährigen Martin Körbling erschüttert. 1974 fand Körbling Anschluß an Theodor M. Fliedner, den als Zellphysiologen und Hämatologen hochqualifizierten Professor der klinischen Physiologie, den jetzigen Rektor der Universität Ulm. Körbling lernte dort den Umgang mit Maß und Zahl, die zellulare Regenerationsdynamik, die Populationskinetik der Blutzellen kennen. 1978 wurde Körbling zur Johns Hopkins Universität, und zwar zu dem Leiter der „Transplantationseinheit" Santos eingeladen. Er blieb auch dort 4 Jahre. Es scheint, daß ihm auf diese Weise die Synthese zwischen dem Geist der Fliednerschen Schule – wie viele Zellen und welche Zellen werden in der Zeiteinheit über welche Zwischenstufen und unter welchen Bedingungen regeneriert – und der reifen Technik der Knochenmarktransplantation der amerikanischen Freunde gelungen war.

1982 kehrte Herr Körbling nach Heidelberg zurück. Er trat in die Arbeitsgemeinschaft zwischen DKFZ, der Klinik von Werner Hunstein und dem Institut von Klaus Rother ein. Nach 2jähriger Anlaufzeit war der Punkt erreicht, der es erlaubte, an eine Stammzellentransplantation ernstlich heranzugehen.

Worum geht es wirklich?

Ich hatte von dem Argonautenzug gesprochen. Wenn Sie heute nach Hause kommen, dann lesen Sie bitte bei Publius Ovidius Naso (43 aCn–17 pCn) nach: Medea, die in die Angelegenheit mit dem Goldenen Vlies verwickelt war, hatte ihrem Schwiegervater Tierblut – Blut eines gesunden Widders – in die Adern gegossen und den Greis dadurch verjüngt. Im Falle der Arbeiten von Herrn Körbling geht es natürlich nicht um derlei primitive Maßnahmen, aber um den Ersatz krankhaft veränderten blutbildenden Gewebes und Blutes durch *gesunde* Stammzellen des eigenen Körpers.

Ich hatte von Rudolf Virchow gesprochen. Er hatte als 25jähriger eine Arbeit veröffentlicht „Weißes Blut und Milztumoren". Am Ende seiner Untersuchungen formulierte er den Satz: „Ich vindiziere damit für die farblosen Blutkörperchen eine Stelle in der Pathologie"! Der Terminus „Leukämie", Weißblütigkeit, wurde von Virchow geschaffen. 1850 unterschied Virchow eine lienale und eine lymphatische Leukämie. 1870 zeigte Ernst Neumann in Königsberg, daß besonders bei der „Leukämie mit großer Milz" der Schwerpunkt der Veränderungen im Knochenmark liegt. 1876 trat Paul Ehrlich (1854–1915) durch eine erste Veröffentlichung auf den Plan. Er entdeckte die „*Mastzelle*". Von jetzt an verfolgte er das Ziel, die Granula der Zellen nach ihren chemischen Qualitäten zu definieren. Er arbeitete mit Anilinfarben, mit Dahlia und Rosanilin, und verfolgte den Gedanken der chemischen Verankerung von fremden Stoffen an der lebendigen Masse. Hierdurch hat er die Lehre von der zellularen Zusammensetzung des Blutes entscheidend gestaltet. Mit der Definition der verschiedenen Leukämieformen stellte Ehrlich die Diagnose dieser Veränderungen auf eine sichere Grundlage (1883; s. Lazarus 1914). Dennoch blieb ein weiter Weg bis zur Klärung der eigentlichen Herkunft der Blutzellen.

Sie haben den Titel der preisgekrönten Arbeit von Martin Körbling gehört: „Die autologe Blutstammzell-Transplanta-

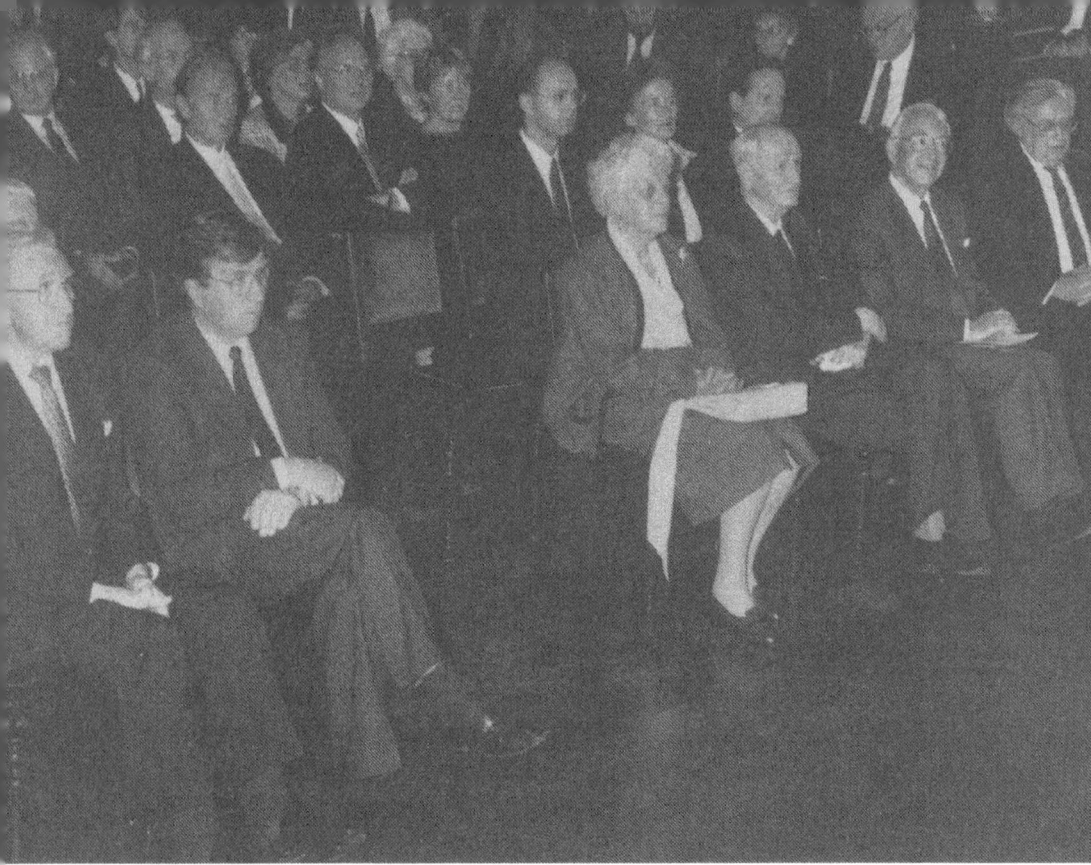

Bild 2. Blick in das Auditorium. In der vorderen Reihe sieht man von links nach rechts: Prof. Timm, den Rektor, Frau Inge Bauer, Prof. Karl Englisch, Prof. Stralau und Dr. Grieser

tion bei Patienten mit malignen lymphohämatopoetischen Erkrankungen".

Der Kreis der angesprochenen Krankheiten ist klar: Es geht um Leukämien, um therapierefraktäre maligne Lymphome und Plasmozytome. Aber was sind „Stammzellen"? Maximow hatte am 1. Juni 1909 in der Berliner Hämatologischen Gesellschaft „kleine vollkommen indifferente Zellen mit rundem hellem Kern und schmalem basophilem Protoplasma" demonstriert und als Lymphozyten von dem gemeinsamen

Stammzellencharakter angesprochen. Diese Stammzelle ist die gleiche im embryonalen Stadium der Blutzellbildung, aber auch später, das heißt:

- in der Area vasculosa,
- in der fetalen Leber,
- endlich im Knochenmark,
- zuletzt in Lymphknoten und Thymus.

Diese Stammzellen besitzen neben einem unbeschränkten Replikationsvermögen zur Aufrechterhaltung ihrer Populationsgröße die Fähigkeit, in die Zellinien der Granulozyten, der Erythrozyten, der Thrombozyten und der Lymphozyten einzutreten und dort weiter zu differenzieren. Mit dem ersten Differenzierungsschritt entstehen *Progenitorzellen*, nach einigen weiteren Mitosen wird der Reifungszustand der Precursorzellen erreicht. Jetzt findet die Produktion von neuen Zellen, sogenannten *Transitpopulationen*, statt. Man kennt einigermaßen Reifungsdauer der Zellinien, Verweildauer im Knochenmark und quantitative Leistung der Regeneration schlechthin.

Sie wissen natürlich, daß maligne Erkrankungen des hämatopoetischen Gewebes durch Zytostatika oder eine Bestrahlung angegangen werden. Die limitierende Toxizität der intensiven zytostatischen Therapie hat gerade für das Knochenmark ein besonderes Gefahrenmoment. Man fürchtet das Auftreten von *Blutungen* und von *Infektionen*. Deshalb muß mit Thrombozytenkonzentraten und Antibiotika eingegriffen werden. Die sogenannte *myeloablative Therapie* des Grundleidens,

myelon – das Mark (Knochenmark),
ablativ – abträglich, d.h. das kranke Mark vernichtend,

muß durch Infusion von hämatopoetischen Stammzellen aufgefangen werden.

Die *Stammzellen* kann man gewinnen

1. von einem histokompatiblen, genetisch aber nicht identischen Spender; man spricht von *allogener* Situation;
2. von einem eineiigen Zwilling; Körbling schreibt von *syngener* Situation;
3. von dem Patienten selbst, dessen Stammzellen *vor* Beginn der myeloablativen Therapie gesammelt und eingefroren worden sind; es würde dann eine *autologe* Transplantation vorzunehmen sein.

Die Überlegungen, die der therapeutischen Anwendung der *autologen Knochenmarktransplantation* bei der Behandlung maligner Erkrankungen zugrunde liegen, sind folgende:

1. Die Dosis der zytostatischen Therapie, die erforderlich ist, um alle Tumorzellen zu eliminieren, kann eine irreversible Knochenmarkaplasie zur Folge haben.
2. Die Letalität beruht auf einer Schädigung der pluripotenten Stammzellen. Die Gefahr kann nur gebannt werden, wenn eine genügend große Zahl pluripotenter Stammzellen infundiert werden kann.

Die *erfolgreiche Durchführung* der autologen Knochenmarktransplantation ist an *3 Bedingungen* geknüpft:

1. Es muß möglich sein, eine genügend große Zahl pluripotenter Stammzellen zu gewinnen und lebensfähig einzufrieren.
2. Das Transplantat muß frei von klonalen Tumorzellen sein.
3. Der im Patienten verbleibende Tumor muß auf eine intensive myeloablative Prätransplantationstherapie ansprechen, *und* die extramedulläre Toxizität sollte tolerabel sein.

Es ist klar, daß das Verfahren dann eine ungleich höhere Sicherheit gewinnt, wenn man statt der Transplantation des Markes die eigentlichen Garanten des Überlebens, die Stammzellen allein, gewinnen, konservieren, also vital halten *und* nach radikaler Beseitigung des pathologisch veränderten lymphohämatopoetischen Gewebes in die gleichsam leeren Knochenmarkhöhlen implantieren, also infundieren kann. Auch in der normalen Entwicklungsgeschichte erwirbt das Knochenmark, das aus einfachem retikulärem Bindegewebe und Kapillaren besteht, die hämatopoetische Funktion ausschließlich durch Immigration und Extravasation der Maximow-Stammzellen! Ausschlaggebend für die therapeutische Wirksamkeit der autologen Stammzelltransplantation ist die hochdosierte myeloablative Prätransplantationstherapie, die aus einer kombinierten Strahlen- *und* Chemotherapie besteht. Selbstverständlich muß vor Beginn der myeloablativen Therapie eine ausgiebige Leukapherese mit Einfrierung der dadurch gewonnenen Stammzellen bei $-196\,°C$ vorgenommen werden. Die Stammzellen werden über einen Albumindichtegradienten angereichert. Sie werden zu gegebener Zeit reimplantiert. Sie repopulatisieren das Knochenmark und das lymphatische System vollständig, selbstverständlich ohne immunokritische (GVH) Reaktion. Natürlich ist es erforderlich, daß eine genügend große Zahl von Stammzellen reinfundiert werden kann. Die Kältepräservierung kann über 44 Monate durchgehalten werden. Der entscheidende Vorteil des neuen Transplantationsverfahrens besteht in der Möglichkeit, den Dosisbereich der myelotoxischen Zytostatika, z.B. Cyclophosphamid, unter „Stammzellenschutz" zu steigern, also den bösartigen Tumor mit der für diese Dinge gültigen Sicherheit zu vernichten. Etwaige noch immer in corpore zurückgebliebene Tumorzellen können durch monoklonale Antikörper, d.h. durch bestimmtcharakterisierbare Eiweißkörper angegangen werden, die auf Oberflächenstrukturen der Leukämiezellen eingestellt sind und wie ein Patentschlüssel zu einem Schloß – und eben nur zu diesem – passen (Hunstein 1986; Uni-Spiegel 1986).

Das Unternehmen ist genial, der technische Aufwand nicht unerheblich. Die Therapie der sonst ohne Frage dem Tod geweihten Kranken durch die autologe Blutstammzelltransplantation marschiert unter der ärztlichen Verantwortung von Professor Hunstein. Noch ist die Zahl der voll durchtherapierten und geretteten Fälle klein. Ganz sicher werden weitere

Erfahrungen gesammelt werden müssen. Aber die bis zur Stunde präsentierten experimentellen und klinischen Ergebnisse sind imponierend. Die Jury hat sich ohne jeden Vorbehalt dafür ausgesprochen, Herrn Dr. Martin Körbling den Karl-Heinrich-Bauer-Preis zuzusprechen, – wenn auch heute nur zur Hälfte, weil das Verfahren noch im Anfang der Entwicklug steht.

Ich komme zu dem Versuch, die *Leistungen des Privatdozenten Dr. Peter Möller* zu würdigen. Auch Peter Möller stammt aus einer Arztfamilie, auch er ist Arzt in der dritten Generation. Die väterliche Linie führt nach Holstein, die mütterliche nach Schlesien. Er wurde – trotzdem – 1952 in Heidelberg geboren. Peter Möller studierte in Heidelberg und in Lyon, er arbeitete in Kenya (Afrika) und in Peru (Südamerika). Er ist *polyglott*. Neben dem Medizinstudium beschäftigte sich Möller mit der wissenschaftlichen *Psychologie*. Er bestand 1977 das Vordiplom, gab aber dann die Psychologie auf. Er legte 1978 das medizinische Staatsexamen ab und wurde mit einer experimetellen Studie aus dem Gebiet eines Vergleiches von Ausscheidung und Verteilung von ^{125}J-Albumin bei verschiedenen Tierspezies promoviert. Unmittelbar nach dem Staatsexamen suchte und fand Möller Anschluß an die wissenschaftliche Pathologie. Seine visuell-eidetische Begabung, seine geisteswissenschaftlichen Bedürfnisse, seine Fähigkeit, schwierige Befunde graphisch festzuhalten, scheinen die Ursachen dafür gewesen zu sein, sich seit dem ersten Tage im Heidelberger Institut für Pathologie mit der Synopsis metabolisch-immunologischer und morphologischer Befunde der zellularen Details herumzuschlagen.

Möller ging seinen eigenen Weg. Die Pathologie des lymphohämatopoetischen Apparats hatte es ihm angetan. Er diente im *Kieler Lymphknotenregister*, erkannte und entwickelte bestimmte immunzytologische Methoden – die merkwürdigerweise dort noch unbekannt waren –, und er fand die Anerkennung *aller* Sachverständiger der Lymphknotenpathologie. So wurde er eines der jüngsten Mitglieder des „Europäischen Lymphom-Clubs", einer exklusiven Arbeitsgemeinschaft qualifizierter Kenner der schon immer delikat gewesenen Lymphknotendiagnostik. Herr Dr. Möller ist seit dem 1. März 1985 Oberarzt bei Herrn Professor Herwart F. Otto, dem Direktor des Instituts für allgemeine Pathologie und pathologische Anatomie, und Leiter des Labors für immunhistologische Diagnostik.

Die Arbeit von Dr. Möller über das „Primäre mediastinale hellzellige B-Zell-Lymphom" kann man nur verstehen, wenn man die tieferen Zusammenhänge kennt. Sie erinnern sich, ich sprach von Virchows prophetischen Worten über die Rolle der farblosen Blutkörperchen in der Pathologie. Als Virchow 1841 anfing, waren die Unterschiede zwischen reaktiver Leukozytose und eigenständig-automatisierter Vermehrung der weißen Blutkörperchen kaum bekannt.

Schon in seinen ersten Arbeiten bemühte sich Dr. Möller um Pathogenese und Taxonomie sogenannter maligner Lymphome. Von hier aus war es nur ein kleiner Schritt zur Lymphogranulomatose, *dem Morbus Hodgkin*, einer Krankheit, die wie eine Entzündung beginnt, aber wie ein Sarkom endet. Als ich noch studierte, in den 30er Jahren, gehörte die Lymphogranulomatose ähnlich wie Tuberkulose und Syphilis zu den „spezifischen Entzündungen". Das ist nicht verwunderlich, hatte doch Virchow, der Meister, Schwierigkeiten mit dem Geschwulstbegriff. In seinem klassischen Werk *Die krankhaften Geschwülste* (1863–1865) brachte er die entzündlichen Lymphome, die Lymphknotenanschwellungen bei Typhus abdominalis und Tuberkulose in *eine* Linie mit denen bei Leukämie und Sarkom. Auch Moriz Kaposi, der in Nothnagels Handbuch der speziellen Pathologie und Therapie 1872 die ..Bösartigen Neubildungen" und dabei *sein* Sarkom, d. h. jenen nach ihm noch heute benannten und im Rahmen der Aids-Affektionen weltberühmt gewordenen Tumor beschrieb, hatte Schwierigkeiten, entzündlich-infektiöse Gewebewucherungen von eigenständig-blastomatösen zu trennen.

So ist es gut verständlich, daß Möller zu den Quellen vorstieß, nämlich zu Thomas Hodgkin (1798 – 1866). Hodgkin hat 1832 die heute in aller Welt nach ihm benannte maligne Erkrankung von Lymphknoten und Milz klinisch-phänomenologisch richtig beschrieben, aber er hatte nicht mikroskopisch untersucht. Dies geschah durch Wilks (1865). Tuckwell (1870) hat wohl zum ersten Mal Riesenzellen mit je 2 – 3 Kernen bei Hodgkin-Granulom beschrieben. Ich nenne Edwin Goldmann aus Frankfurt, der 1892 eine Eosinophilie beschrieb, den Franzosen Favre, der von einer Adénie eosinophilique prurigène sprach und dann nur noch zwei Namen:

Carl Sternberg, 1898, in Wien und Dorothy Reed, 1901, in Baltimore. Beide sahen das gleiche und beschrieben die nach ihnen benannten sogenannten Riesenzellen. Sternberg deutete den Morbus Hodgkin vorwiegend als Entzündungsfolge. Es handle sich wahrscheinlich um eine abgewandelte Tuberkulose: „Die Tuberkulose folge dem Morbus Hodgkin wie ein Schatten". Reed dachte mehr an die sarkomatöse Natur des Leidens.

Diese eigenartige Krankheit hat zu einer großen nomenklatorischen und begrifflichen Zweiteilung der malignen Geschwülste des lymphatischen Apparats geführt:

Man spricht von den verschiedenen Formen der Hodgkin-Lymphome, und man spricht von den Non-Hodgkin-Lymphomen.

Der Morbus Hodgkin war das eigentliche Übungsfeld von Peter Möller. Hier mußte es, eben wegen des entzündlichen Charakters einiger Krankheitsperioden – die alten Ärzte sprachen von Pel-Ebsteinschem Drüsenfieber – zur Auseinandersetzung mit immunologischen und zytologischen Fragen kommen, und hieraus ist seine Preisarbeit, die Herr Möller in vier Kompartimenten vorgelegt hat, erwachsen.

„Die Lymphknotenpathologie hat in den letzten Jahren sprunghafte Fortschritte gemacht" (Möller 1986). Es wurde nicht nur die Zellulation mit modernen Methoden analysiert und neu geordnet, man hat auch eine pathologisch signifikante Angioarchitektur entdeckt. Das Immunsystem erscheint heute als eine Trinität: Es besteht aus B-Lymphozyten, T-Lymphozyten und antigen-präsentierenden Histiozyten. Jeder Immunantwort liegt eine sich selbst limitierende und gesteuerte klonale Zellproliferation zugrunde. Ihr Ziel ist die Degradation und Elimination des Antigens. Die zentralen Funktionsträger des

Immunsystems sind der antigenspezifische Lymphozyt und die unspezifischen Zellen, nämlich die mononukleären Phagozyten und Retikulumzellen.

Die Lymphozyten werden heute eingeteilt in *2 Hauptklassen*:
1. Die B-Zellen: Man nennt sie Gedächtnis- oder Effektorzellen der antikörpergebundenen Immunantwort.
2. Die T-Zellen: Man nennt sie Helferzellen; sie induzieren Makrophageninteraktionen und proliferieren auf einen Antigenreiz. Hierher gehören auch die Suppressorzellen; sie haben eine zytotoxische Effektorfunktion.

In diesem allgemeinen Kreis ist es mir nicht möglich, die Einzelheiten der Herkunft der B- und der T-Zellen, ihre Wanderwege, die topologischen Verteilungsmuster und die Einzelheiten ihrer Reagibilität ohne geeignete graphische Dokumente vorzutragen. Die Nomenklatur B und T richtet sich nach den ursprünglichen, vergleichend-anatomischen Erfahrungen. Die B-Lymphozyten stammten nämlich aus einem in den Jahrmillionen der Menschwerdung verlorenen Organ, der Bursa Fabricii, einem aus Epithelien und Lymphzellen zusammengesetzten Gebilde der Enddarmregion, die T-Lymphozyten aus der inneren Brustdrüse, dem Thymus.

80% der zirkulierenden Lymphozyten sind T-Zellen, die banale chronisch-lymphatische Leukämie ist eine B-Zellen-Leukämie. Der Komplex aller Zellen im Inneren der Lymphome – der Hodgkin- und der Non-Hodgkin-Lymphome –, der Lymphozyten, der Retikulumzellen und der Gefäßendothelien, ist mit Hilfe zytochemischer Reaktionen, z.B. durch saure Phosphatasen, unspezifische Esterasen, durch einen Rosettentest mit Schaferythrozyten, aber auch durch „Marker", also durch Lektine, durch Fibronektin, durch ein Faktor-VIII-assoziiertes Antigen differenzierbar.

Herr Möller hatte unmittelbar vor seiner Preisarbeit erkannt, daß die für die Diagnose des Morbus Hodgkin charakteristischen Zellen, die Hodgkin-Zellen, sich herleiten aus interdigitierenden Retikulumzellen und zytoplasmatische sowie membranassoziierte PNA-Rezeptoren exprimieren. Er hatte weiter erkannt, daß die Sternberg-Riesenzelle eine gealterte Hodgkin-Zelle darstellt. Damit hatte Möller die Diagnose des Morbus Hodgkin entscheidend gefördert.

In dieser Weise vorbereitet erkannte Herr Möller, daß es ein malignes Lymphom vorwiegend bei jüngeren Frauen und des vorderen Mittelfellraumes gibt, das aus B-Zellen besteht, welche – und dies ist das Unerhörte – keine Immunglobuline bilden. Im Duktus der Bestrebungen, diese Geschwülste weiter zu charakterisieren, fiel eine von variablen Defekten geprägte Ausstattung der Tumorzellen mit Transplantationsantigenen auf. Über weitere Einzelheiten wird uns Herr Möller noch selbst berichten.

Der von Herrn Möller entdeckte *neue Typus eines malignen Non-Hodgkin-Lymphomes* hat sich als therapeutisch schwer zugänglich erwiesen. Um so wichtiger ist es, in den einschlägigen Fällen rechtzeitig zu einer zuverlässigen Diagnose vorzustoßen. Die Jury hat es sich nicht leicht gemacht. Sie hat Grund und Gegengrund abgewogen. Wurde bei der Arbeit Körbling das kühne therapeutische Konzept als preiswürdig bezeichnet, sollte bei der Studie Möller die geduldige, kritische und zuverlässige Arbeit im Laboratorium ausgezeichnet werden. Für einen Pathologen gibt es kein Gefühl größerer Befriedigung, als eine Entité morbide, also eine neue, zuverlässig erkennbare, bestimmt-charakterisierbare Krankheit gefunden zu haben. Die meisten Pathologen arbeiten ihr Leben lang am Sektionstisch und am Mikroskop, aber sie finden nichts, was über den Tag hinaus reicht. Wenigen ist es beschieden, im richtigen Augenblick den richtigen Einfall zu haben. Möge die Zuerkennung der zweiten Hälfte des Preises für Herrn Möller einen Stimulus bedeuten, mit aller gebotenen intellektuellen Redlichkeit und nach besten Kräften weiter zu arbeiten.

Lassen Sie mich bitte einige allgemeine Bemerkungen anfügen (Mialki 1966):

Nachdem Thales von Milet die Welt als Einheit erklärt, nach dem Urstoff gesucht und ihn im Wasser gefunden hatte,
nachdem Heraklit im Feuer das Wesen der Welt sah,
nachdem Pythagoras nach den harmonischen Verhältnissen, nach der inneren Ordnung der Welt suchte und fand, daß die Zahl das Urbild der göttlichen Ordnung ist, und
nachdem Empedokles meinte, daß aus den vier veränderlichen Elementen (Feuer, Wasser, Luft, Erde) alle zusammengesetzten Stoffe hervorgingen,

begründet Demokrit, ein Schüler des Leukippos, den Atomismus: Er erkannte in den Atomen ein Denkmittel, um die natürlich-gesetzlichen Ursachen des Werdens zu erforschen. Demokrit lehrte, daß es zwei Formen der Erkenntnis gäbe, die echte und die dunkle. Die echte sei das Denken, die dunkle seien unsere Sinneswahrnehmungen. Seit den Tagen des Demokrit strebte die Naturforschung von der dunklen zur echten: von der sinnlichen experimentellen Erfahrung zur geistigen Durchdringung.

Und Leonardo da Vinci sagte einmal: Das Experiment irrt nie, sondern es irren nur unsere Urteile!

Mögen sich die beiden preisgekrönten Herren Kollegen sagen lassen:

Scribendi recte sapere est et principium et fons
(Hor. ars. poetc. 309)!

Literatur

Fliedner TM, Nothdurft W, Steinbach KH (im Druck) Die Stimulation von Perturbationen des granulozytären Zellerneuerungssystems des Hundes. Vortrag gehalten von T. M. Fliedner in der Heidelberger Akademie der Wissenschaften am 8. November 1986 (im Druck)

Goethe JW (o.J.) Wilhelm Meisters Lehrjahre. 6. Buch, Bekenntnisse einer schönen Seele. Cotta, Stuttgart Berlin (Jubiläumsausgabe Bd. 18, S 163)

Goldmann EE (1892) Beitrag zu der Lehre von dem „malignen Lymphom". Zbl Path 3:665

Hodgkin T (1832) On some morbid appearances of the absorbent glands and spleen. Medico-chirurgical Transactions 17:68

Hunstein W (1986) Wenn Zellen auf Wanderschaft gehen. Süddeutsche Zeitung Nr. 237, S 76

Körbling M (1986) Die autologe Blutstammzelltransplantation bei Patienten mit malignen lymphohämatopoetischen Erkrankungen. (Preisarbeit, als Manuskript eingereicht)

Lazarus A (1914) Histologie und Klinik des Blutes. In: Paul Ehrlich, Eine Darstellung seines wissenschaftlichen Wirkens. Fischer, Jena

Maximow A (1909) Der Lymphozyt als gemeinsame Stammzelle der verschiedenen Blutelemente in der embryonalen Entwicklung und im postfetalen Leben der Säugetiere. Folia Hämatologica 7:125

Mialki W (1966) Der Atombegriff des Demokrit im Lichte der modernen Kerntechnik. Humanitas Technik 11:1

Möller P (1981) Die malignen Non-Hodgkin-Lymphome: Pathologie, Histologie und Klassifikation. Krankenhausarzt 54:182

Möller P (1986) Der Morbus Hodgkin. Thieme, Stuttgart (Normale und Pathologische Anatomie, Bd. 51)

Möller P (1986) Das primäre mediastinale hellzellige B-Zellen-Lymphom. (Preisarbeit, als Manuskript eingereicht)

Reed DM (1901) On the pathological changes in Hodgkin's disease, with especial reference to it's relation to tuberculosis. (John Hopkins Hospital Reports Vol. X) Baltimore

Sternberg C (1899) Universelle Primärerkrankungen des lymphatischen Apparates. Cbl Grenzgebiete Med Chir 2:641

Uni-Spiegel: 3. Jubiläumsausgabe „Erstmals aus dem peripheren Blut" (ohne Angabe des Autors)

Virchow R (1846) Weißes Blut und Milztumoren. Med. Zeitung des Vereins für Heilkunde in Preussen. August/September Nr. 34–36, *1846* Nachdruck 1856 in: Gesammelte Abhandlungen zur wissenschaftlichen Medizin, S 154. Meidinger, Frankfurt

Virchow R (1864/65) Die krankhaften Geschwülste. 21. Vorlesung, 21. Februar 1863. Hirschwald, Berlin

Danksagung

MARTIN KÖRBLING

Hochansehnliche Versammlung!

Vielen Dank für die Zuerkennung des Karl-Heinrich-Bauer-Gedächtnispreises durch den „Verein zur Förderung der Krebsforschung in Deutschland" – sicherlich eine große Ehre für mich und alle an diesem wissenschaftlichen Projekt Beteiligten.

Die Thematik unserer wissenschaftlichen Arbeit wurde bereits in unvergleichlicher Diktion von Herrn Prof. Doerr zur Kenntnis gebracht; es bleibt dem nichts hinzuzufügen.

Leukämie und ähnliche maligne Erkrankungen des lymphohämatopoetischen Systems sind *heilbar*. Internationale Daten sowie unsere eigene, nunmehr große Erfahrung mit 50 Knochenmark- und Blutstammzelltransplantationen zeigen, daß ca. 50% aller an akuter Leukämie Erkrankten nach Transplantation eine Langzeitremission erreichen, wenn nicht sogar geheilt sind – eine *enorme* Zahl, die vor 10 Jahren noch undenkbar erschien.

Die Weiterentwicklung der Transplantationstechnik eröffnet neue, faszinierende Perspektiven:

Blutbildende Stammzellen können lange Zeit in vitro kultiviert werden mit möglicher Expansion des Stammzellspeichers – im Sinne einer Stammzellfabrik.

Das Stammzelltransplantat kann genetisch manipuliert und repariert werden bei Erkrankungen genetischer Ursache, z.B. Hämoglobinopathien.

Stammzellen können unter prophylaktischer Sicht über Jahre hinaus lebensfähig gelagert werden. Es erscheint heute durchaus möglich, bei einem Personenkreis mit erhöhtem Risiko einer Strahlenexposition Stammzellen zu entnehmen und tiefgefroren bei −200 °C zu lagern. Im Falle einer hochgradigen Schädigung des Knochenmarks können diese eigenen Stammzellen retransplantiert werden, was zu einer vollständigen Rekonstitution der Blutbildung führt. Eine solche „Blutstammzellbank" – wie von Fliedner schon vor Jahren konzipiert – könnte eine sinnvolle Vorsorgemaßnahme für gefährdete Personen darstellen.

Der Umfang dieses Forschungsprojekts bedarf einer ausgedehnten Infrastruktur und macht naturgemäß die Mitarbeit vieler notwendig: Erwähnen darf ich insbesondere die Schwestern und Pfleger unserer Intensivstation, die mit enormer Motivation und nicht zuletzt auch unter großer emotionaler Belastung ihren Dienst tun. Ich erwähne unsere medizinisch-technischen Mitarbeiterinnen – Frau Baumann, Frau Holdermann und Frau Schmidt –, denen die Aufarbeitung der Stammzelltransplantate obliegt, eine außerordentlich verantwortungsvolle Tätigkeit, die viele Nachtstunden in Anspruch nimmt.

Entscheidenden Anteil am Gelingen der Transplantation hat die hiesige Universitäts-Strahlenklinik unter Leitung von Herrn Prof. zum Winkel. In kurzer Zeit wurde eine Ganzkörperbestrahlungstechnik entwickelt, die international anerkannt und wegen ihrer Komplexität nur an wenigen Zentren realisiert ist. Ohne ihre Mitarbeit wäre die Stammzelltransplantation nicht praktikabel, vielen Dank.

Gleiches gilt für die hiesige Blutbank und transplantationsimmunologische Abteilung des Instituts für Immunologie und Serologie unter Leitung der Professoren Rother und Opelz. Zellkonzentrate sind in der Posttransplantationsphase lebenswichtig. Die Logistik der Spenderauswahl nach HLA-Kriterien und die Kapazität zur dauernden Bereitstellung frischer Zellkonzentrate genügen modernsten Ansprüchen und sind nahezu einzigartig in Deutschland.

Ich darf all den Kollegen danken, die an der Intensivversorgung der Patienten mitwirken, insbesondere auch den Kollegen, bei denen ich wissenschaftliche Unterstützung fand und mit denen ich wissenschaftlich zusammenarbeite; ich darf hier vor allem meine Freunde Dr. Anthony Ho und Dr. Bernd Dörken nennen, die in enger Zusammenarbeit mit nationalen und internationalen Gruppen in den Fachbereichen Immunologie und Molekularbiologie wesentlich zum Gelingen beitrugen und neue Perspektiven eröffneten.

Die autologe Stammzelltransplantation war vor allem in Deutschland nicht immer unumstritten; als wir vor 3 Jahren erste Transplantationsversuche unternahmen, brauchte man Mut, Weitsicht und Vertrauen in das klinische Experiment, um als Leiter der Klinik die ärztliche Verantwortung für ein derartiges therapeutisches Unterfangen zu übernehmen. Ich danke hier besonders Herrn Prof. Hunstein; er war es, der in fruchtbarer Zusammenarbeit mit der Universitätsverwaltung die klinischen Voraussetzungen für die Verwirklichung des Transplantationsprojekts schuf und wissenschaftliches Arbeiten in einer für klinische Belange ungewöhnlich freien Form gewährte und gewährt.

Mein besonderer Dank gilt schließlich meinem Lehrer, Prof. Fliedner, der mich in die Thematik der Stammzellphysiologie und -transplantation einführte, der meine wissenschaftliche Ausbildung in experimenteller und klinischer Hämatologie ermöglichte, der mich in die „international scientific community" einführte und das Konzept der Blutstammzelltransplantation entwarf.

Das Zusammenspiel von medizinischer Grundlagenforschung und klinischer Forschung kommt bei der Transplantationsmedizin besonders zum Tragen. Das Konzept Karl Heinrich Bauers zur Errichtung eines Zentrums für experimentelle Krebsforschung ist und bleibt die Grundlage des klinischen Erfolgs. Ohne großzügige finanzielle Mittel können wir jedoch nicht bestehen; die Transplantationskosten für einen Patienten belaufen sich gegenwärtig auf DM 70 000,—. Das hiesige

Tumorzentrum finanziert unsere Forschung zusammen mit der Kind-Philipp-Stiftung, der Karl-Maria-Biesinger-Stiftung und der Dreyhaupt-Stiftung.

Nach Metcalf, dem wohl bedeutendsten Stammzellphysiologen, sind dies heute für jeden Hämatologen und Zellbiologen aufregende Zeiten, die sich nicht wiederholen. Wir müssen nur kreativ und innovativ sein – und den Willen haben – und den haben wir!

Danksagung

PETER MÖLLER

Hochansehnliche Versammlung!

Die Arbeit meines Labors hier dermaßen ausgezeichnet zu sehen, ruft viel Freude in mir hervor.

Ich möchte mich bedanken – bei meinen akademischen Lehrern –

- dem verstorbenen Herrn Prof. Peter Barth, der mich während meiner Studienzeit am Krankenbett auf die seltsame Tumorgruppe der Non-Hodgkin-Lymphome aufmerksam gemacht hat,
- bei Herrn Prof. Wilhelm Doerr, von dem ich die allgemeine Pathologie und
- bei Herrn Prof. Karl Lennert, von dem ich die Histopathologie des Lymphknotens gelernt habe, sowie
- bei meinem derzeitigen Chef, Herrn Prof. Otto, der mir großzügige Arbeitsmöglichkeiten gewährleistet.

Die wissenschaftliche Analyse des von mir beschriebenen Tumortyps wäre nicht so weit gediehen ohne die Mithilfe meiner Freunde und Kollegen aus dem Institut für Immunologie und Genetik am DKFZ, der Medizinischen Poliklinik und der Thoraxklinik Rohrbach, den Doktoren Gerhard Moldenhauer, Frank Momburg, Bernd Dörken und Harry Schmitteckert.

Wie ein Fisch auf dem Strand wäre ich gewesen ohne meine Laborantinnen Inge Brandt, Ina Müller, Margarete Kaiser,

Karin Tinter und ohne meine Doktorandinnen Birgit Lämmler und Barbara Herrmann.
Es ist auch ihr Tag.

Verehrte Anwesende, mein Beitrag hat nicht die optimistische Implikation desjenigen meines Kollegen Körbling, eher eine traurige. Mußte ich doch erkennen, daß die Patienten – meist junge Frauen – die an dem mediastinalen B-Zell-Lymphom leiden, eine vergleichsweise sehr schlechte Überlebenschance haben, trotz Therapie. Das bedeutet, ich habe eine Diagnose geliefert, die zur Stunde nichts Gutes mehr verspricht. Es bleibt lediglich die Hoffnung, daß neue Therapieformen wie die heute dargestellte Knochenmarktransplantation die Lage verbessern. Dabei hat sich in den letzten Jahren gezeigt, daß es die bösartigsten Tumoren waren, die am besten auf neue therapeutische Konzepte reagierten und zum Teil heute tatsächlich heilbar sind.

Hochverehrter Herr Prof. Timm, Ihnen als dem Präsidenten des „Vereins zur Förderung der Krebsforschung in Deutschland" und all denjenigen, die dieser Vereinigung angehören und sie unterstützen, danke ich für diesen Preis und diese Feier. Sie haben es sich zur Aufgabe gemacht, das Gedankengut des großen Chirurgen und Onkologen Karl Heinrich Bauer in der Gegenwart weiter wirken zu lassen. Ich empfinde die mir zuteil gewordene Auszeichnung als Ausdruck Ihres Vertrauens in unsere Arbeit – in die Arbeit der Pathologen.

Pathologen sind eher hintergründig angesiedelt, im klinischen Kontext. Dennoch steht das leidende Individuum im Zentrum ihres Denkens und ihrer Arbeit. Möglichst schnell muß eine – alle therapeutische Konsequenzen antizipierende – Aussage über den Charakter der geweblichen Veränderung gemacht werden. Diese verantwortungsbeladene Äußerung beruht auf den Erfahrungen unserer fachlichen Vorväter und Lehrer sowie auf den persönlichen Erfahrungen am Mikroskop und im Labor. Jedes der aus diagnostischen Erwägungen entnommenen Gewebestück gibt uns Einsicht in einen Mikrokosmos, den wir – ehrlich gesagt – nur ansatzweise verstanden haben. Die Summe all dessen, was wir heute wissen, geht ein in die aktuelle Diagnose, die das Schicksal des jeweiligen Patienten mitbestimmt. Das Unverstandene, Unerkannte aber ist das ungelüftete Geheimnis, das in dem Gewebestück verbleibt. Wir frieren heute diese Gewebestücke ganz frisch ein. Bei −70 °C bleibt die Zeit stehen, da biologische Prozesse nicht mehr ablaufen. So bleibt bis in den molekularen Bereich hinein alles so, wie es sich im Leben, an dieser Stelle, im Moment der Biopsie zugetragen hat. Was wir nun tun, ist in wochenlanger Laborarbeit das zu analysieren, was sich in diesem Augenblick abgespielt hat. Wir prüfen die Zellen, klären ihre Herkunft, testen ihre Funktionstüchtigkeiten, suchen nach Defekten, bestimmen ihre individuelle Teilungsbereitschaft mit modernen Werkzeugen, die uns die Immunologie geliefert hat, den sogenannten monoklonalen Antikörpern. Dabei kann es sein, daß bei der vergleichenden Betrachtung unvermutete Zusammenhänge oder Unterschiede erkannt werden, wenn man auf diese seltenen Zufälle innerlich vorbereitet ist.

Neue Krankheitsbilder entstehen in einem gestaltsichtigen Pathologengehirn – von seltensten Ausnahmen abgesehen – lediglich deshalb, weil es die Welt plötzlich mit anderen Augen sieht. Die nachfolgende Beschreibung einer nur in diesem Sinne „neuen" Krankheit will bewirken, daß wir das, was uns in unserer täglichen Praxis gegenübertritt, besser verstehen. Können wir uns in unserem Denken dem behandelnden Arzt verständlich machen, sieht dieser eventuell neue Therapiemöglichkeiten und -notwendigkeiten. So ist und bleibt der ärztliche Auftrag Basis unseres wissenschaftlichen Handelns. Unsere Ausflüge in die Zellbiologie, in die normale Anatomie und Physiologie sind letzten Endes nachgeordnete utilitaristische Unternehmungen, um dem Leid besser zu begegnen, wenngleich auch die Naturbetrachtung an sich intellektuell bereits in hohem Maße befriedigend ist.

Mit jedem Stück kranken Gewebes gibt uns der Patient neben seinem Vertrauen ein Stück von sich selbst – für uns Pathologen das Substrat unserer Art der Selbsterkenntnis.

Er verdient dafür unseren absoluten, persönlichen Einsatz bei der Erstellung *seiner* Diagnose.

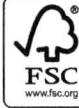

MIX
Papier aus verantwortungsvollen Quellen
Paper from responsible sources
FSC® C105338

If you have any concerns about our products,
you can contact us on
ProductSafety@springernature.com

In case Publisher is established outside the EU,
the EU authorized representative is:
**Springer Nature Customer Service Center GmbH
Europaplatz 3, 69115 Heidelberg, Germany**

Printed by Libri Plureos GmbH
in Hamburg, Germany